Prix de vente 2 fr

Docteur Eugène VINCENT

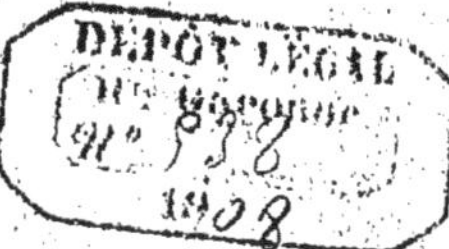

CONSIDÉRATIONS sur les Troubles Psychiques LIÉS à des Lésions des Capsules Surrénales

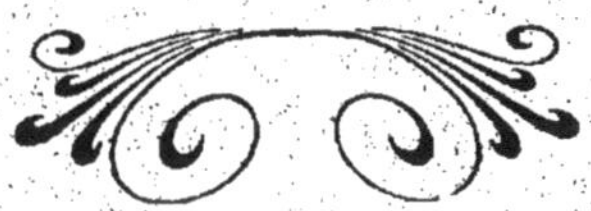

TOULOUSE
CH. DIRION, LIBRAIRE-ÉDITEUR
22, rue de Metz et rue des Marchands, 33

1908

Docteur Eugène VINCENT

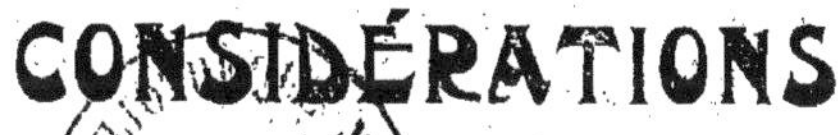

CONSIDÉRATIONS sur les Troubles Psychiques LIÉS à des Lésions des Capsules Surrénales

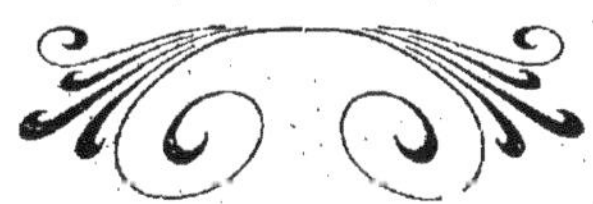

TOULOUSE
CH. DIRION, LIBRAIRE-ÉDITEUR
22, rue de Metz et rue des Marchands, 33

1908

Considérations Générales

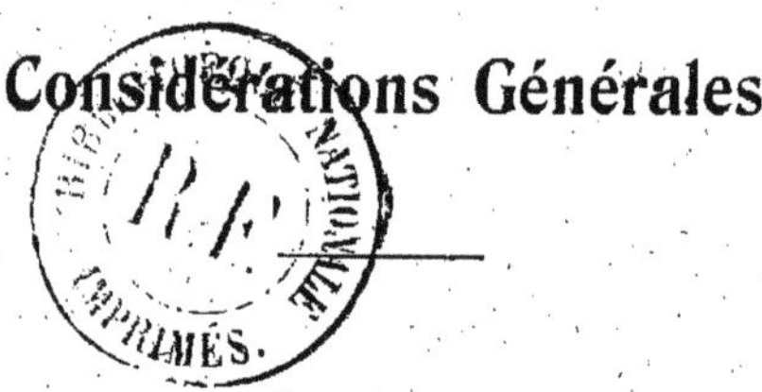

Les glandes à sécrétion interne jouent dans l'organisme un rôle considérable. Le rôle physique et l'action sur la mentalité, du corps thyroïde est bien connu ; nos connaissances sont moins précises en ce qui concerne les capsules surrénales.

Chaque jour augmente notre science à ce sujet, mais les deux seuls troubles qui soient indiscutablement attribués aux troubles fonctionnels des capsules surrénales sont l'hypertension artérielle et l'athérome d'un côté, de l'autre côté l'hypotension artérielle et l'asthénie.

L'action des capsules surrénales doit être importante car elles sont fréquemment lésées dans les infections ou intoxications (Roger, Josué). D'ailleurs les physiologistes ont démontré qu'elles sont indispensables à l'existence.

Addison (1) en étudiant la maladie qui porte

(1) Addison. — *Of the constitutional and local effects of desease of the suprarenal capsules* (1845).

son nom avait fait voir l'importance des corps surrénaux, Brown-Séguard (1) montra que leur extirpation estrainait la mort si l'on ne prenait pas soin de greffer une capsule sur une partie quelconque de l'individu, que cette mort était due non aux conséquences du traumatisme opératoire mais à une *altération chimique du sang*.

Un lapin meurt en 9 heures, un cobaye en treize heures, un chien et un chat en quatorze heures. L'animal décapsulé, avant de mourir, présente un affaiblissement extrême, une paralysie des membres et des muscles respiratoires, des convulsions épileptiformes. S'il survit, c'est qu'il existe des glandules aberrantes ou que l'extirpation des capsules surrénales a été incomplète.

Ce)s recherches de Brown-Séquart ont été complétées par Abelons et Langlois (2) ; ils ont montré que les capsules surrénales neutralisent un poison produit par le fonctionnement musculaire et la fatigue et qui agit, exactement comme le curare, sur le système nerveux et sur les plaques motrices. Les mêmes conclusions sont tirées des tra-

(1) BROWN-SIQUARD. — *Recherch. expérim. sur la physiol. et la pathol. des caps. surrénales* (comptes-rendus de l'acad. des Sc., séances des 25 août et 8 sept. 1858).

(2) ABELOUS et LANGLOIS. — *Bulletin de la Soc. de Biol.*, 1891, p. 292 et 835. — *Archives de Physiologie*, 1891, p. 269. — *Archives de Physiologie*, 1892, p. 456. — *Bulletin de la Soc. de Biol.*, 1892, p. 388. — *Bulletin de la Soc. de Biol.*, 1895, p. 865.

vaux de Charrin, Cybulsky (1) et Schaefer (2) qui établissent que l'extrait capsulaire possède une propriété hypertensive excessivement marquée. Puis Takamine (3) découvre et baptise l'adrénaline. Dès que l'adrénaline est découverte apparaissent une série de travaux qui précisent son rôle en pathologie et en thérapeutique. On montre son importance dans l'apparition de l'athérome (Josué (4), Vaquez, Pic et Bonnamour).

Le rôle des capsules surrénales et de son extrat a été mis au point par une série de travaux de la Faculté de Toulouse.

Bardier en 1903 publie dans les archives médicales de Toulouse un important travail sur l'adrénaline.

Dans le Bulletin de la Société de Biologie 1904 p. 485, Bardier et Baylac étudient l'action de l'adrénaline sur la pression sanguine des animaux atropinisés.

Dans le Bulletin de la Société de Biologie 1903 paraît le travail de Bardier et de Bonne sur les modifications produites dans la structure des capsules surrénales par la tétanisation des muscles.

(1) Cybulsky. — *Neb. die fonct. der Nobennierc Wiener med. Woch.*, 1896, p. 215 et 255.

(2) Schaefer. — *British Medical Journal*, 27 avril 1901.

(3) Takamine. — *The Therapeutic Gazette*, 15 avril 1901.

(4) Josué. — *Bull. de la Soc. de Biol.*, 1903, p. 30.

Bernard et Bigart ont constaté que la graisse de la fasciculée augmentait sous l'influence du travail musculaire. L'augmentation de la graisse peut expliquer le rôle de l'action antitoxique des capsules surrénales puisque les graisses possèdent des propriétés atténuantes.

Actuellement en effet on fait jouer un rôle important aux lipoïdes des glandes à sécrétion interne (Iscovesco: Les lipoïdes du corps thyrroïde: société de biologie 11 juillet 1908) Korschun et Morgenroth (1)) ont réussi à extraire des glandes surrénales un certain nombre de lipoïdes.

Parmi les nombreux travaux du professeur Abelous, nous citerons un travail en collaboration avec Soulié et Toujan à la société de biologie du 18 février 1905 (bulletin 1) ; dans le même journal 1904 p. 952 une étude des troubles de la pigmentation de la grenouille à la suite de la destruction des capsules surrénales, en 1905, p. 533 avec Soulié et Toujan un article sur la formation de l'adrénaline dans les glandes surrénales.

Citons enfin la thèse de son élève Toujan (Toulouse 1905, recherches expérimentales sur l'adrénaline).

Les modifications des capsules surrénales sous l'influence de l'activité sexuelle (Meckel et Otto, Bianchi, Creighton) sont mal connues. Alors que

(1) Korschun et Morgenroth. — Berlin, *Klinische Wochenschrift*, 1902.

chez certains animaux, chez le cobaye en particulier la fonction pigmentaire des capsules surrénales semble s'activer (Guieysse) chez la femme elle semble diminuer. L'hyperpigmentation cutanée n'est pas rare chez les femmes enceintes et les epériences de Carnot tendent à établir que ces pigmentations cutanées se produisent lorsque la surrénale n'est plus capable de jouer, avec une activité suffisante, son rôle d'organe transformateur et éliminateur du pigment (Delamare) (1).

En résumé, nous pouvons conclure avec Courmont que « 1° les capsules sont des organes nécessaires à la vie ; 2° ce rôle s'exerce surtout par une fonction antitoxique neutralisant les poisons provenant du fonctionnement musculaire et de la fatigue, poisons dépresseurs du système nerveux ; 3° les capsules surrénales sécrètent une substance vaso-constrictive, l'adrénaline ; 4° les produits contenus dans la capsule surrénale sont toxiques, soit par suite de la présence de l'adrénaline, soit par les poisons qui seraient contenus dans les capsules pour être détruits ; c'est ainsi qu'à ce dernier point de vue, Dubois a vu augmenter la toxicité de l'extrait capsulaire chez les sujets fatigués, à la suite des infections ou des intoxications microbiennes, et enfin chez les animaux dont la nourriture est spécialement toxique ; 5° Les capsules présentent des lésions diverses au

(1) Delamare. — In *Traité de Poirier et Charpy*, p. 1474.

cours des infections expérimentales (toxine diphtérique, toxines et microbes divers), des maladies (pneumonie, variole, fièvre typhoïde, streptococcies), des intoxications expérimentales (arsenic, phosphore, mercure, plomb, etc.)

Enfin on vient de démontrer l'extrême toxicité des capsules surrénales d'animal greffées dans un but curatif chez des malades addisoniens. Augagneur et Bérard, Jaboulay et Paul Courmont ont puplié dans ce cas des morts rapides avec hyperthermie.

— Etant donné l'importance énorme des capsules surrénales, importance que permettait de soupçonner la riche vascularisation et innervation de ces glandes, il est facile de comprendre que leurs altérations anatomiques, leur hypofonctionnement et leur hyperfonctionnement s'accompagnent dans certains cas de troubles psychiques. Nous savons en effet que toute glande de l'organisme, glande à sécrétion interne (thyroïde, hypophyse, testicule), glande à sécrétion externe (rein, foie, etc.) retentit par ses lésions sur l'état mental. Or les recherches déjà citées sur la physiologie des glandes surrénales nous montrent qu'elles sont au moins aussi importantes que la glande thyroïde.

On comprendra d'autant mieux le retentissement de la lésion d'un corps surrénal sur le cerveau que des relations étroites existent entre le plexus solaire et les capsules surrénales.

On a observé des lésions des cellules corticales du cerveau dans l'intoxication addisonienne expérimentale. Pour Ruju (aplasie des sapsules surrénales chez les anencéphales (studi sassaressi. fas. I. 1905) l'arrêt de développement constaté par lui au niveau des capsules surrénales des anencéphales est en rapport avec l'insuffisante évolution de l'axe cérébro-spinal.

Ettlinger et Nageotte ont examiné le système nerveux central chez des animaux auxquels ils avaient fait la décapsulisation.

Dans cet empoisonnement addisonien qui est un type pur d'intoxication, en se servant des méthodes employées par Unna pour la cytologie de la peau, voici les lésions du système nerveux central qu'ils ont observées.

« La plupart des cellules de la moelle sont altérées : la masse du protoplasma est gonflée et les prolongements protoplasmiques augmentés de largeur. Souvent, à la périphérie, il existe une bordure claire dépourvue d'éléments chromatophiles. Ceux-ci eux-mêmes sont fragmentés et au maximum de cette altération réduits en une poussière fine uniformément répartie.

Une altération caractéristique, ce sont dans la partie fondamentale du protoplasma des fissu-

(1) Ettlinger et Nageotte. — *Lésions des cellules du système nerveux central dans l'intoxication addisonienne expérimentale* (Société de Biologie, 28 novembre 1896).

res courtes qui circonscrivent des fragments irréguliers. Elles ont l'aspect de lignes brillantes disposées parfois en réseau à mailles allongées. Elles sont dans l'épaisseur de la cellule et respectent son bord et ses prolongements. Le noyau ne parait pas altéré.

Presque toutes les cellules du cerveau présentent ces mêmes lésions à quelques différences près : protoplasma moins tuméfié, fissures plus volumineuses mais moins nombreuses, en forme de croissant et envahissant les prolongements protoplasmiques.

De plus les cellules de la couche la plus superficielle de l'écorce prennent la couleur d'une façon diffuse et intense, leur protoplasma est criblé de vacuoles, qui siègent à la périphérie, leur donnant un aspect épineux. Dans cette couche superficielle la substance cérébrale présente l'aspect vacuolaire de l'œdème mais ce phénomène observé sur un chien mort au cours de l'opération pourrait bien n'être qu'une lésion agonique.

Les cellules de Purkinge, dans le cervelet, n'ont pas de fissures mais mêmes lésions des corpuscules chromatiques. »

— Nous avons donc dès maintenant tout ce qu'il faut pour comprendre la coexistence de troubles mentaux et de lésions des capsules surrénales.

1° importance de ces capsules, intoxication par hypo ou hyperfonctionnement, pouvant créer une psychose comme toute autre intoxication.

2° lésions des cellules du cortex.

Cependant les troubles psychiques dans les maladies des capsules surrénales n'ont jamais fait l'objet d'un travail d'ensemble. Il n'existe à ce sujet que l'article de Juquelier dans la Revue de Psychiatrie de janvier 1907.

Dans un important travail sur les troubles psychiques dans les altérations des glandes à sécrétion interne paru dans les n°s 3 et 4 de l'Encéphale 1906, P. Sainton consacre à peine trois pages aux troubles physiques dûs aux altérations des capsules surrénales.

Dans leurs traités classiques G. Ballet et Régis ne font que mentionner incidemment la possibilité de la folie de cause surrénale.

Dans le traité de Pathologie mentale de G. Ballet, Anglade ne parle des affections des capsules surrénales qu'à propos de l'étiologie générale des affections mentales (1) : « Les capsules surrénales, dit-il, exercent par leur sécrétion interne une « action antitoxique vis-à-vis des déchets de la désassimilation musculaire ». L'expérimentation a démontré la réalité de cette action et l'observation a prouvé qu'un empoisonnement grave peut résulter de l'arrêt du fonctionnement des capsules : le syndrome addisonien est l'expression clinique de cet empoisonnement. Un des symptômes

(1) *Traité de Path. mentale*, p. 53.

les plus constants de la maladie d'Addison (Ball et Lasègne) est l'amoindrissement de l'activité morale : les opérations cérébrales sont lentes, l'expression de la pensée est laborieuse ; les malades perdent toute initiative. Ces désordres trouveraient leur explication dans les altérations des neurones cérébraux constatées à la suite de la décapsulation (Ettlinger et Nageotte).

— Dans son Précis de Psychiatrie, Régis est encore plus bref : (1)

« On a également en ce qui concerne *la maladie d'Addison*, mis en pleine évidence les symptômes *d'asthénie physique et mentale, la torpeur* et même les accidents plus graves tels que *le délire, les convulsions épileptiformes*, et le *coma*. Klippel (1899) qui a précisé cette *encéphalopathie addisonnienne*, a montré qu'au point de vue anatomique elle pouvait se caractériser par une *encéphalite diffuse à lésions subaiguës*.

Ici, comme dans le myxœdème, comme dans l'acromégalie, l'opothérapie par la glande surrénale ou l'adrénaline a déjà commencé de porter ses fruits.

La raison pour laquelle les auteurs classiques passent sous silence les troubles mentaux d'origine surrénale est que nos connaissances au sujet de ces glandes sont toutes récentes.

(1) Régis. — Ed. 1906, p. 587.

Sur les troubles mentaux dues aux lésions des corps surrénaux il n'y a donc que de simples observations détachées sauf l'important article de Juquelier dans le Journal de Psychiatrie.

Nous étudierons successivement :

1° l'insuffisance capsulaire ;

2° l'hyperfonctionnement des capsules surrénales ;

3° la symptomatologie des troubles mentaux dans l'un et l'autre cas.

CHAPITRE PREMIER

Insuffisance Capsulaire

Autrefois cette insuffisance capsulaire se résumait au point de vue clinique dans l'étude de la maladie d'Addison. Aujourd'hui, dit Juquelier, « divers syndrômes aigus et chroniques, francs et atténués ont remplacé les formes cliniques rapides et lentes, complètes et frustes d'une seule et même affection, ou sont venus prendre place à côté d'elle. » Guilhal (1), Sergent (2), Léon Bernard (3) ont montré que l'hypoépinéphrie ou insuffisance capsulaire se manifeste cliniquement par des tableaux variés suivant le degré d'insuffisance : « A côté de la maladie d'Addison typique,

(1) GUILHAL. — *Le Syndrôme Addisonien* (Gazette des Hôpitaux, 1901).

(2) SERGENT et BERNARD. — *L'insuffisance surrénale* (Encyclopédie Léauté, 1903).

(3) L. BERNARD. — *Les syndrômes surrénaux* (Presse Médicale, 6 décembre 1905).

où la surrénalite chronique joue un rôle vraiment prépondérant, il est des états dans lesquels l'insuffisance capsulaire est plus effacée, ne survient qu'à titre épisodique : ce sont les cas d'« Addisonisme » (Boinet), de formes frustres de la maladie d'Addison (Guilhal), d'insuffisance surrénale lente (E. Sergent) ; ils peuvent se transformer brusquement en cas aigus ou suraigus, et d'autre part, l'insuffisance aiguë se développe parfois sous l'influence d'une intoxication ou d'une toxiinfection. »

La cause unique de l'insuffisance surrénale, presque toujours par tuberculose des corps surrénaux, la maladie d'Addison a donc été démembrée, et il n'y a plus un syndrôme surrénal mais des syndrômes surrénaux (Léon Bernard) ; on a vu en effet des lésions surrénales rester latentes et d'autres parts des faits de maladie d'Addison ne pas s'accompagner de lésions surrénales mais parfois uniquement des altérations du sympathique abdominal (Raymond, Brault et Perruchet).

Dieulafoy classait sous la dénomination de *formes frustes de la maladie d'Addison* les cas où, parmi les signes classiques, manquait la mélanodermie.

Puis Sergent et Léon Bernard décrivent la forme clinique de l'insuffisance surrénale aiguë.

En dernier lieu Josué et Vaquez étudient l'hyperépinéphrie.

Dans l'insuffisance surrénale il sera joué un

rôle par les trois variétés de cellules du corps surrénal :

1° par la cellule corticale qui contient la *graisse labile* (Bigart et H. Labbé) jouant le rôle de lipoïde (1) et neutralisant les poisons d'origine musculaire (Bardier et Bonne).

2° par la *cellule chromaffine* dont l'affinité pour les sels de chrome est extrême et qui sécrète l'adrénaline (cellule de la substance médullaire).

3° par les *cellules nerveuses* médullaires qui interviennent dans la pigmentation cutanée qui est dévolue au grand sympathique (L. Bernard).

Les lésions de l'hypoépinéphrie ont été retrouvées dans les diverses surrénalites infectieuses et toxiques.

Le syndrôme d'insuffisance surrénale se caractérise d'abord et surtout par *l'asthénie*. « Dans ses modalités aiguës, il s'agit d'une dépression profonde, brutale, qui abat et sidère l'individu d'un coup ; dans ses modalités chronique, elle affecte une évolution progressive ; débutant par de la fatigue, elle parvient à imposer aux malades une immobilité absolue. Ceux-ci, d'abord las très rapidement, arrivent à ne plus pouvoir se livrer à l'activité usuelle de la vie journalière, finissent par être confinés au lit, répugnant au moindre mouvement, incapables du moindre effort, réduits

(1) Iscovesco. — *Les Lipoïdes* (Presse Médicale, 18 juillet 1908).

à l'inaction musculaire complète. Par son intensité, son allure, ce symptôme possède une valeur et une signification capitales; et d'ailleurs la physiologie le justifie ; il répond à l'abolition de la fonction myotonique de l'organe. Le diagnostic en est aisé lorsqu'on l'a vu évoluer un certain temps ; on a proposé de confirmer les données cliniques par l'emploi de l'ergographe, de Mosso ; mais cet instrument paraît sujet à des variations de conditions qui rendent suspecte l'appréciation des résultats.

Le second symptôme le plus important de l'hypoépinéphrie est *l'hypotension artérielle* qui est due à la perte de la fonction angiotonique des corps surrenaux. Cette hypotension est cause de tachycardie, d'arythmie, de tendances aux syncopes et au collapsus. Il faut signaler aussi ce que E.Sergent a appelé *la ligne blanche surrénale* «on recherche ce phénomène, dit Léon Bernard, en frôlant doucement la paroi abdominale sur un corps mousse ; au bout de trente à soixante secondes, la raie ainsi tracée pâlit, et cette pâleur persiste pendant quelques minutes, sous la forme d'une bandelette plus large que le corps dont la pression lui a donné naissance. Ce phénomène semble avoir une grande valeur, malgré les assertions contraires de Le Clerc (de Saint-Lô) qui l'a confondu avec un autre phénomène vaso-moteur décrit par Gubler et distinct de celui-ci, cliniquement et pathogéniquement. D'après Sergent, le mécanisme de la ligne blanche surrénale serait lié à l'hypotension artérielle ; il reste actuellement à rechercher si l'hypotension artérielle, quelle qu'en soit l'origine entraine toujours le phénomène, ou s'il n'apparaît que lors de l'hypotension d'origine surrénale. »

On observe enfin dans l'insuffisance surrénale une série de *troubles nerveux*, par exemple des paralysies des muscles respiratoires relativement rares, des paralysies de la musculature interne de l'œil attribuées par E. Sergent au défaut d'adrénaline en circulation, la mydriase faisant partie d'après lui du syndrôme d'insuffisance surrénale. On a vu de l'hyperesthésie diffuse et généralisée, des douleurs localisées.

Quant aux *symptômes encéphalopathiques* qui nous intéressent particulièrement les auteurs, comme Léon Bernard, se contentent de signaler la céphalée, le délire avec agitation, des convulsions chez l'enfant, enfin le coma « dernier terme parfois de l'insuffisance surrénale. Ces phénomènes, dit L. Bernard, sont peut-être la conséquence de l'intoxication générale qui résulte de ce trouble fonctionnel. »

Il faut signaler en dernier lieu les *troubles digestifs* : vomissements répétés ; constipation te-

(1) Léon BERNARD. — *Les Syndrômes surrénaux.* Presse Méd., 6 décembre 1905.

nace et rebelle. On a signalé, surtout chez les enfants, la diarrhée fréquemment cholériforme.

L. Bernard distingue trois formes d'insuffisance surrénale.

1° *la forme aiguë* dégagée par E. Sergent et L. Bernard à propos d'un cas qui évolua en deux jours avec tous les signes d'un empoisonnement. Ebstein a décrit une forme pseudo-péritonitique, Hecford une forme pseudo-cholérique, Arnaud une forme apoplectiforme, Sergent une forme pseudo-méningitique.

2° *la forme subaiguë* qui dure de quelques semaines à quelques mois. L. Bernard et Heitz ont publié le cas d'une femme de 38 ans qui mourut après quatre mois d'un « état caractérisé par une asthénie progressive, des vomissements avec douleurs épigastriques, une tension artérielle de 6 à 7 ; l'autopsie confirme l'origine surrénale de ce syndrome, reconnu pendant la vie, par l'existence d'une surrénalite, dont les caractères histologiques attestaient l'hypoépinéphrie et la subacuité du processus.

3° *la forme chronique*.

Ce sont des malades qui présentent les signes de la maladie d'Addison sauf la mélanodermie (Dieulafoy). Ces malades présentent de l'anémie, de l'amaigrissement, de la fièvre, de la cachexie qui dérivent plutôt de la tuberculose causale que de l'insuffisance surrénale.

— Dans ces différentes formes on a souvent signalé la mort subite : « La mort subite joue un rôle important dans la séméiologie des surrénales ; elle peut terminer chacune des formes précédentes du syndrome d'hypoépinéphrie ; elle peut aussi apparaître brusquement, d'emblée, chez un individu en pleine santé apparente, dont les lésions surrénales étaient latentes jusque-là ; elle constitue alors, en quelque sorte, une variété suraiguë, foudroyante, de l'hypoépinéphrie. » (L. Bernard).

Nous ne ferons que signaler enfin les divers symptômes de la *maladie d'Addison* ; asthénie musculaire ; troubles vasculaires et gastro-intestinaux, *mélanodermie* qui tient surtout à une irritation du sympathique abdominal puisque cette mélanodermie peut exister sans altérations capsulaires mais avec altérations des ganglions sympathiques (Raymond et Guay, P. Carnot, Alezais et Arnaud, Brault et Perruchet).

CHAPITRE II

Hyperfonctionnemet des Capsules surrénales

L'hyperépinéphrie est moins connue que l'hypoépinéphrie. L'hyperfonctionnement des capsules surrénales produit ainsi que l'a montré Josué en 1903 *l'athérome*. Les expériences de Josué ont été confirmées par Josserand, Lœper, Gouget, Baylac (1), Pic et Bonnamour. L'adrénaline est excessivement toxique (2).

Elle produit en outre *l'hypertension artérielle*. Vaquez qui soutint le premier le fait trouva un adénome surrenal chez un malade à hypertension chronique. Sur huit cas de néphrite avec hypertension Aubertin et Ambard trouvèrent trois fois des adénomes surrénaux et presque toujours une hypertrophie corticale des glandes surrénales alors que dans sept cas de néphrite non interstititielle et dans douze cas de maladies diverses

(1) Voir thèse d'Albarède, Toulouse 1905.

(2) Voir thèse Toujan, Toulouse 1905.

sans hypertension ils n'ont trouvé ces lésions qu'une fois.

Le syndrome d'hypertension artérielle du à l'hyperépinéphrie (Vaquez) comprend la céphalée, des troubles auriculaires (vertiges, bourdonnements), des troubles oculaires (amaurose, glaucome), l'aphasie transitoire, des accès d'encéphalopathie convulsive, de l'hémiphlégie transitoire, enfin la mort subite.

Vaquez admet trois variétés cliniques d'hypertension : une hypertension transitoire au cours d'affections aiguës comme les coliques de plomb ou l'éclampsie ; une hypertension oscillante ou instable et une hypertension permanente qu'on rencontre dans les affections chroniques telles que les néphrites interstitielles ou l'intoxication satoxication saturnine.

CHAPITRE III

Symptomatologie des troubles mentaux dans l'Hyper et dans l'Hypo-Épinéphrie

Il est d'abord des cas indiscutables où lésions cérébrales et lésions capsulaires coïncident.

D'abord les expériences déjà citées d'Ettlinger et Nageotte sur des animaux où l'on vit la décapsulation être suivie de lésions des cellules du système nerveux central.

Ensuite les cas publiés par Ruju (1) d'aplasie des capsules surrénales chez les anencéphales, Ruju estimant que cet arrêt de développement des capsules est en rapport avec l'insuffisance d'évolution du système cérébro-spinal.

(1) Ruju. — *Aplasie des capsules surrénales chez les anencéphales.* Studi sassaressi, fasc. I, 1905.

Troubles mentaux dans l'Hypo-Épinéphrie

Ball (1) avait déjà insisté sur le retentissement de la maladie bronzée sur l'état mental. A cause de l'asthénie généralisée, disait-il, « le malade éprouve une aversion presque invincible pour tout effort, soit physique, soit intellectuel... Il est replié sur lui-même dans un état d'apathie tout à fait caractéristique... Il semble craindre la fatigue... Aussi ne répond-il aux questions qui lui sont adressées que s'il y est provoqué à plusieurs reprises ; les paroles sont lentement prononcées, chaque mot nécessitant un effort. » Brault dans le traité de Médecine de Charcot-Bouchard signale le même état psychique. Quelques auteurs, Ball en particulier, signalent la possibilité, l'apparition du délire à la fin de la maladie : « Il peut exister du délire aux derniers jours de la maladie indépendamment de toute complication cérébrale ».

Ce délire est rare : d'une part dans la maladie d'Addison il y a surtout incapacité psychique avec conscience, l'intelligence se conservant indemne jusqu'à la fin : d'autre part le « délire » dans le sens qu'il a en psychiatrie, délire exprimé par la parole et l'attitude est insuffisamment ca-

(1) BALL. — *Maladie bronzée.* (Dict. Dechambre).

ractérisé dans l'insuffisance surrénale qui cause plutôt de la confusion mentale.

Lorsqu'il existe dans l'insuffisance surrénale du délire vrai il n'apparaît qu'à la fin de la maladie et il est bref. Addison, Thompson et Kussmaul ont signalé de l'agitation et de l'angoisse avec etat hallucinatoire. Hodges cité par Ball parle de folie avec asthénie chez un homme de soixante-quinze ans qui mourut subitement. Dans l'observation importante qui suit et dont Klippel (1) se servit pour décrire l'encéphalopathie addisonienne nous voyons un malade qui présenta à l'hôpital une vingtaine de crises semblables dont la dernière extrêmement violente l'emporta. Ces crises qui débutaient par une sorte d'épisode délirant avec raptus se terminaient par des convulsions épileptiformes et un état comateux.

Boinet (2) publia dans les archives générales de médecine 1904 l'observation d'un malade très sobre qui présenta avant de mourir « une période d'agitation délirante identique au delirium tremens », agitation délirante due à une intoxication presque foudroyante portant surtout sur les centres nerveux et spécialement sur la région bulbo-protubérantielle.

Boinet donna encore l'observation d'un homme de 42 ans qui présenta du délire pendant le dernier mois de sa vie : « Il était dans un état perpétuel d'agitation et de frayeur...Il passait ses nuits dans une insomnie continuelle luttant contre les hallucinations. »

Dans toutes les observations *de délire* à la suite d'insuffisance surrénale nous constatons que les hallucinations jouent un grand rôle.

Nous avons déjà dit que ce délire est court, bref. L'observation de Vigouroux et Delmas que nous donnons plus loin et dans laquelle le délire dura six mois est exceptionnelle. Anglade, Boinet, Régis, Sainton, Juquelier considèrent ce délire comme un délire toxique éclatant à l'occasion d'une insuffisance surrénale chez un prédisposé dont les capsules surrénales n'accomplissent plus « leur rôle antitoxique vis à vis des déchets de la désassimilation musculaire » (Chauffard) (1). Il faut cependant dans ce délire laisser un certain rôle à l'intoxication tuberculeuse car beaucoup d'addisoniens sont des tuberculeux. (Brindo de Vecchi) (2).

Etats mélancoliques

Les accidents psychiques les plus fréquents de l'insuffisance surrénale sont des) phénomènes de

(1) CHAUFFARD. — *L'intoxication addisonienne.* Sem. méd. 1894, nº 10.

(2) BRINDO de VECCHI. — *La tub. ex. des caps. surr. et mal. d'Add.* Medical News, nov. 1891.

neurasthénie ou de mélancolie qui coïncident avec l'asthénie. Dupré (1) écrit à propos de la mélancolie : « L'analyse minutieuse des troubles neurasthéniques ou mélancoliques avec ou sans affaiblissement intellectuel permet parfois de rapporter le syndrome psychopathique à l'influence sur le cerveau artério-scléreux des troubles nutritifs provenant eux-mêmes de l'insuffisance glandulaire (thymus,ovaire,surrénale), due à l'involution atrophique prématurée ou accidentelle de ces organes à sécrétion interne dont l'action est si puissante sur la nutrition et le fonctionnement du névraxe. »

Dufour et Rogues de Jursac ont publié en 1900 à la société neurologique l'observation d'une femme de 54 ans présentant les symptômes d'une neurasthénie grave avec asthénie marquée : « Elle parlait à peine, évitait tout effort au point d'être devenue gâteuse. Elle était cependant consciente de son état, qui fut remarquablement amélioré par l'ingestion de capsules surrénales. »

Accidents psychiques divers

« A côté du a. ire ou de la dépression, dit Juquelier, qui sont des symptômes mentaux caractéristiques, d'autres accidents témoignant d'une atteinte plus ou moins localisée des centres encéphaliques dans les syndrômes d'insuffisance capsulaire, ont été signalés et principalement dans les formes rapides. »

Klippel a signalé les convulsions épileptiformes, E. Sergent a publié en 1903 (1) deux observations « d'une forme pseudo-méningitique du syndrôme d'insuffisance surrénale aigue. »

Nobécourt et Paisseau ont donné à la société de Pédiatrie 1904 l'observation d'un enfant de 13 ans qui avant de mourir présenta des mouvements choréiformes et chez qui l'autopsie démontra l'existence de la tuberculose des capsules surrénales. Plusieurs fois on a vu que des troubles nerveux, des troubles psychiques et des lésions des capsules coexistaient. Chavigny, Courmont et Lesieur ont présenté à la société médicale des hôpitaux de Lyon (11 avril 1905) des addisoniens ayant eu des troubles sympathiques : instabilité cardiaque, exophtalmie : secousses nystagniformes, etc.

Enfin Morlat donne dans sa thèse en 1903 l'observation d'un addisonien présentant tous les caractères d'un infantilisme physique et psychique (il n'est pas myxœdémateux et n'appartient pas davantage au type Lorrain.) La croissance organo-psychique ne s'interrompit chez lui qu'au moment où apparurent les premiers symptômes de la maladie d'Addison.

(1) E. Sergent. — *Presse Médicale*, 1903.

OBSERVATION PREMIÈRE

Maladie d'Addison et Délire

(VIGNOUROUX et DELMAS)

Société Médico-Psychologique, 26 Novembre 1906

Sylv... Antoine, boulanger, agé de 55 ans, entre à l'asile de Vaucluse, 7 octobre 1905.

Il avait été transféré à l'Infirmerie spéciale du Dépôt, puis à Sainte-Anne de l'Asile de Nantène où il était hospitalisé depuis un mois.

Le certificat du docteur Legras constate qu'il n'a pu être conservé à Nanterre à cause de son affaiblissement intellectuel, ses accès d'agitation, sa turbulence et les réclamations injustifiées qu'il faisait. Il manifestait des idées de persécution, se plaignait tour à tour qu'on lui donnat trop à manger pour le faire souffrir, puis qu'on le laissat mourir de faim ; il aurait également émis des idées de richesse, déclarant un jour qu'il était entouré de lingots d'or.

Le docteur Legras ne porte pas de diagnostic.

A l'admission à Sainte-Anne, le docteur Simon énumère simplement les symptômes.

Arrivé dans le service, Sylv... nous apparaît comme un homme très amaigri et très affaibli musculairement. Visage jaune légèrement bronzé qui nous frappe de prime abord et nous notons sur les membres et sur le tronc de nombreuses tâches fortement pigmentées au niveau de cicatrices anciennes de furoncles.

Taille 1 m. 69, poids 59 kilogrammes.

Son crâne, dont l'indice céphalique est de 86 le range parmi les hachycéphales.

Physionomie exprime mauvaise humeur et méfiance agressive. Pupilles inégales et signe d'Argyl ; langue fissurée, légèrement trémulante ; parole légèrement embarrasééе aux mots d'épreuve, reflexes rotuliens exagérés des deux côtés, reflexes peauciers forts, réflexes plantaires normaux.

Les mains sont agitées d'un léger tremblement ; démarche mal assurée, légèrement titubante, en dehors même d'une claudication due à un raccourcissement du fémur droit consécutif a une osteite de l'adolescence ayant laissé une fistule sur la face postérieure du fémur.

Force musculaire diminuée, et muscles atrophiés dans leur ensemble. Sensibilité générale anormale : hyperesthésie généralisée qui lui fait pousser des cris dès qu'on le touche ou qu'on le percute et des douleurs spontanées localisées dans le thorax.

Alternatives de sensation de chaud et de froid qui le poussent à modifier constamment l'arrangement de son lit et de ses couvertures.

Artères périphériques dures et sinueuses, tension artérielle faible ; bruit du cœur normaux.

Système lymphatique hypertrophié : on sent de nombreux ganglions volumineux et dans les plis de l'aine et dans la région cervicale.

Thorax déformé à droite ; à ce niveau submatité et respiration faible. Les sommets présentent également une diminution de l'intensité du murmure vésiculaire, mais pas de craquements *ni* de bruits anormaux. Appareil digestif nous paraît sain, à part toutefois un dégout pour tous les aliments qu'on lui présente.

Enfin, pour être complets, cicatrice de la peau ahérente de l'os pariétal droit et des fractures anciennes du bras et du pouce droits consécutives à une chute d'un arbre pendant l'enfance.

Donc tuberculeux guéri (osteite, pleurésie, adenite) qui présente syndrome addisonnien (pigmentation bronzée, amaigrissement et faiblesse musculaire, hyperesthésie, hypotension) et le syndrome paralytique : inégalité pupillaire, signe d'Argyl, embarras léger de la parole, exagération des reflexes, tremblement et instabilité musculaire.

Au point de vue mental le diagnostic était également difficile.

L'affaiblissement des facultés intellectuelles existe, mais n'est pas énorme. La mémoire est assez bien conservée. Il peut nous donner des renseignements sur lui-même et sur sa famille. Il est de la Savoie : son père est mort à 65 ans, il ne sait de quelle affection, sa mère est morte jeune, de même qu'un frère et une sœur, et il aurait encore une sœur bien portante.

Il se rappelle les événements de son enfance, raconte la chute qu'il fit d'un cerisier alors qu'il s'est cassé le bras, la longue suppuration de sa cuisse qui le rendit boiteux et le fit réformer du service militaire, etc.

Il était néanmoins d'une force peu commune et était fort apprécié comme garçon boulanger : il se montre très affecté de cette faiblesse musculaire survenue il y a quelques années.

Dans sa jeunesse il eut un chancre suivi d'adénite suppurée.

Gagnant largement sa vie comme boulanger, il a vécu 15 ans avec sa femme dont il a eu une petite fille morte jeune.

Il avoue qu'il buvait beaucoup de vin. 4 litres par jour, il ne peut dire depuis quand il ne travaille plus.

La caractéristique de son état mental au moment de l'entrée et de son séjour à l'asile c'est l'excitation, la mauvaise humeur se traduisant par des plaintes continuelles, des récriminations sur tout : nourriture, alitement, soins, faiblesse musculaire. La nourriture, c'est du poison, de la viande pourrie qu'on lui donne pour le faire mourir ; son lit est ignoble, tantôt il y brûle, tantôt il y gèle ; le médecin, les infirmiers sont des canailles, des bandits bons à pendre, ils le brutalisent tout le temps.

En effet il s'efforce de cracher tout le poison qu'il a en lui, il défait et refait son lit, il fait des plaintes sur l'infirmier qui l'a bordé dans son lit ou sur le médecin qui l'a examiné, palpé ou auscultė, les accusant d'avoir provoqué par des brutalités les douleurs qu'il ressent. Jamais il n'a manifesté d'idée de satisfaction ou de grandeur ; parfois il faisait allusion à une grande aisance que ses parents auraient eue et à une propriété qu'aurait possédée sa sœur, mais l'absence de renseignements ne nous a pas permis de vérifier la véracité ou la fausseté de ses dires.

Son état mental ne se modifie pas pendant les sept mois qu'il passe dans le service ; il reste toujours irritable, de méchante humeur, et proférant les mêmes plaintes et les mêmes récriminations. Il tomba dans un état de prostation, dont il sortait de plus en plus rarement pour se plaindre.

Physiquement, il s'affaiblit progressivement et devient cachectique sans jamais avoir eu de fièvre ; les téguments prennent une teinte brunâtre qui s'assombrit de plus en plus ; l'hypotension artérielle fut constatée à plusieurs reprises. Il reste toujours alité tant à cause de sa turbulence que de son irritabilité et de sa faiblesse musculaire. Cinq mois après son entrée le 2 mars 1906, il eut de l'incontinence d'urine qui persista jusqu'à sa mort ; une légère eschare sacrée apparut le 26 mars et le 31 il mourait subitement. A 11 heures, il refusa de déjeuner ; à 1 heure, il se congestionna, devint rouge, noir puis pâlit, eut le râle et succomba ; les accidents avaient duré dix minutes à peine.

Autopsie. — Encéphale 1360 grammes. Pie mère très œdémateuse, épaissie et opalescente : son incision permet l'écoulement d'un liquide clair très abondant.

Ventricules latéraux et le 4e ventricule très dilatés et contiennent quantité considérable de liquide céphalo-rachidien.

Hémisphères sont égaux en poids : 600 gr. chacun ; pas lésions à la coupe.

La pie-mère épaissie n'est pas adhérente au cortex.

Le plancher du 4e ventricule est recouvert de granulations ; de plus à l'extrémité gauche du losange un petit ramollissement de la grosseur d'un pois qui détruit l'épendyme ventriculaire et touche le pédoncule cérébelleux moyen.

Aux sommets des poumons pleurésie fibro-adhésive et lésions tuberculeuses anciennes ; de plus, tout le poumon droit est enchâssé dans une véritable gangue fibreuse.

Les capsules surrénales sont grosses, déformées et dures au toucher et la coupe montre qu'elles sont transformées dans leur totalité en un bloc blanchâtre et scléreux.

Foie 1700 gr., légérement scléreux, rate 260 gr. Cœur : pas de lésion des orifices mais l'aorte à sa base est ectasiée et sa paroi épaissie est recouverte de plaques d'athérome.

Examen histologique. — *Cerveau.* — La pie mère, très épaissie, fibreuse, est très œdématisée. Elle renferme dans son épaisseur un grand nombre de cellules rondes et de globules du sang ; cette infiltration est plus manifeste à la partie inférieure. Les artères de moyen calibre ont leurs parois dégénérées. Les fibres musculaires ne se distinguent plus (dégénérescence, hyaline vitreuse) ; pas de périartérite, légère endartérite.

La substance corticale est très congestionnée ; quelques vaisseaux présentent une périartérite très discrète. Zone corticale sclérosée ; cellules de la névroglie très apparentes et très abondantes. Cellules pyramidales, petites et moyennes, paraissent saines, les grandes au contraire globuleuses et déformées ; quelques unes paraissent complètement remplies de pigment brun ; toutes présentent l'état picnomorphe ; elles sont colorées par le bleu d'une façon uniforme ; le noyau lui-même, parfois excentrique, est coloré fortement, de sorte que le nucléose est à peine visible.

Les fibres de la couronne rayonnante sont grêles et paraissent moins nombreuses que normalement ; les fibres de Tukkes ont disparu, celles de Baillarger persistent en partie.

Bulbe. — Dans l'angle interne du plancher du 5e ventricule, ramollissement superficiel de la grosseur d'un poids qui a détruit la couche épendymaire, les stries acoustiques superficielles, le corps restiforme et le pédoncule inférieur de ce même côté et une partie du noyau de Deiters de ce même côté. Faisceau solitaire très diminué de volume.

Ces lésions se voient surtout dans les coupes colorées au Weigert-Pal.

Avec la coloration hématoxyline-éosine on constate autour du foyer de ramollissement une zone inflammatoire dans laquelle les cellules épendymaires ont proliféré : les vaisseaux sont congestionnés et le tissu sous jacent infiltré de cellules rondes et de corpuscules amyloïdes.

A la partie inférieure du bulbe autre infiltration interne des parois de la veine basilaire.

Au Niss les cellules des IX, X, XII paires apparaissent légèrement déformées et colorées d'une façon massive sans qu'on puisse distinguer ni corps chromatiques ni noyau. Pas de pigment. Dans toute la hauteur de la moelle on trouve les mêmes altérations des cellules des cornes antérieures. Certaines sont déformées et se colorent en masse ,d'autres sont en voie de dégénérescence pigmentaire et vacuolaire, quelques corps chromatophiles sont conservés, rejetés vers la périphérie au niveau du renflement lombaire.

Au Weiggert on ne trouve pas de lésions des cordons. Les racines antérieures et postérieures, paraissent grêles et la couche des fibres qui se colorent est très restreinte ; au niveau du renflement cervical il n'y a pas de lésion des cordons de Goll, mais les racines antérieures paraissent également grêles.

A l'hématoxyline éosine, pas de mylite ni de méningite.

Capsules surrénales. — Très augmentées de volume. Tout le parenchyme glandulaire a disparu, remplacé par plusieurs tubercules confluents dont le centre est caséeux et la périphérie formée de cellules rondes et de cellules grandes. Il y a de la périsurrénalite et dans la graisse conjonctive très épaissie et très infiltrée de cellules rondes, on trouve des nodules tuberculeux et des vaisseaux thrombosés.

Reins à peu près normaux : quelques glomérules fibreux, peu de sclérose.

Foie : cirrhose périportale et congestion de la sus-hépatique. Travées amincies, mais les cellules ne sont pas graisseuses, se colorent bien et ont leur noyau.

Mme T..., âgée actuellement de 54 ans, entrée dans le service de M. le Professeur Joffroy en décembre 1895.

OBSERVATION II

Neurasthénie et capsules surrénales

(Extrait d'une observation de Henri DUFOUR et ROQUES DE FURSAC, *Société neurologique*, 9 décembre 1908)

Cette femme, trois ans auparavant avait vu à l'époque de la ménopause s'établir chez elle tous les accidents qui ont été décrits au cours de la neurasthénie.

Nous ne ferons que les énumérer rapidement : céphalée, rachialgie, dépression psychique, instabilité mentale et nerveuse, et surtout grande dépression musculaire. Progressivement, mais surement, elle allait s'affaiblissant et, désolée, courait les services de Paris et les consultations, où on lui disait qu'elle était atteinte de neurasthénie. Ses forces diminuant de plus en plus, elle fut hospitalisée puis transférée dans le service de M. le professeur Joffroy. Malgré la multiciplité des traitements antérieurs, elle dut devant leur inefficacité prendre le lit et le garder dans un état d'affaiblissement extrême. On dut la faire manger ; elle parlait à peine, évitant tout effort musculaire, et laissant même aller ses matières dans son lit.

Comme troubles intellectuels, on notait des lamentations bien compréhensibles sur sa déchéance physique, mais l'intelligence était intacte ; elle se rendait parfaitement compte de sa situation ; elle ne délirait pas et semblait ainsi qu'on l'a justement dit à propos de l'état des addisoniens, comme curarisée, en un mot l'asthénie musculaire, dominait le tableau morbide.

C'est alors, en février 1898, qu'après avoir longuement étudié cette malade et avec l'assentiment de notre maître, M. le professeur Joffroy, nous donnâmes à cette femme des capsules d'extrait surrénal. Jamais elle n'avait été plus malade puisque, ainsi que nous l'avons dit, son affection était progressible. T... prit suivant les moments de 3 à 4 capsules par jour, pour descendre à deux depuis quatre mois seulement. Voilà donc vingt mois que cette malade est soumise au traitement surrénal sans inconvénient. Elle est sortie guérie du service de M. Joffroy, il y a quelques semaines. Mais, heureusement pour la thérapeutique mise en usage, il ne lui a pas fallu un aussi long espace de temps pour arriver à ce résultat.

L'amélioration chez cette femme qui a été soumise à ce traitement au cours des accidents les plus graves de sa maladie, a commencé deux mois après le début de l'ingestion des capsules surrénales. Depuis, elle ne s'est pas ralentie.

Les forces musculaires sont revenues ; de 80 livres (poids au début du traitement), Mme T... est arrivée à peser aujourd'hui 160 livres. C'est véritablement une guérison dont on peut juger en interrogeant la malade. Sans vouloir faire preuve d'un enthousiasme exagéré, nous ne croyons pas qu'il soit possible d'être absolument sceptique sur l'influence du traitement suivi par cette femme...

OBSERVATION III

Forme pseudo-méningétique du Syndrome d'Insuffisance surrénale aigüe.

(E. SERGENT, *Presse Médicale*, 1903)

La nommée A. Marie, âgée de 20 ans, femme de chambre, entre le 25 septembre 1903, salle Barth, à l'hôpital Saint-Antoine se plaignant d'une grande faiblesse générale et de douleurs abdominales vagues.

A. H. — Père et mère morts tuberculeux ; frères et sœurs bien portants.

A. P. — Pas de maladies sérieuses ; souffre de l'estomac depuis deux ans.

Maladie actuelle. — Il y a quinze jours elle fut prise de douleurs d'estomac plus violentes qu'elle attribua à un excès de fatigue. En effet, sur le point de se marier, elle se surmenait et travaillait la nuit aux préparatifs de son trousseau. Pour se reposer elle part à la campagne, chez des amis ;

mais, dès son arrivée, elle est obligée de s'aliter, prise de vomissements fréquents. Un médecin fait le diagnostic d'embarras gastrique.

Trois jours après, n'éprouvant aucune amélioration, elle se fait conduire à l'hôpital.

Au moment de son entrée elle a un peu de fièvre (38° 5) ; les traits sont tirés, le visage un peu coloré. La langue est saburrale, mais humide ; elle vomit dès qu'elle prend la moindre nourriture, elle a des éructations fréquentes, et éprouve une gêne douloureuse dans la région épigastrique. La constipation est absolue. Elle est très abattue, reste immobile dans son lit. En l'examinant, on constate des cicatrices d'écrouelles sur le côté gauche du cou.

L'auscultation des poumons révèle l'existence d'un souffle bronchique au sommet droit et de l'obscurité respiratoire au sommet gauche. Il n'y a rien au cœur ; les urines sont normales. Le pouls radial est tellement petit qu'on pense à une anomalie artérielle double ; pour compter le nombre des pulsations (120) il faut ausculter le cœur.

En présence de ces constatations on pense à une bacillose aiguë, à une méningite tuberculeuse au début.

Du 26 au 30 septembre. Température redevenue normale. La malade se sent mieux. Mais elle est toujours aussi abattue et maigrit. Les vomissements persistent et rendent l'alimentation presque impossible.

Aucun symptôme nouveau ; pas de céphalée, pas de contractures ni de signe de Kernig : pas de troubles oculo-moteurs. Même état pulmonaire.

Du 1er au 5 octobre, rien de nouveau. Mais amaigrissement progressif et prostation de plus en plus grande. Quelques vomissements porracés.

Du 5 au 7 octobre. — Vomissements porracés constants ; constipation opiniâtre ; asthénie profonde ; la malade est couchée en chien de fusil et ne fait aucun mouvement ; les yeux sont encavés ; il y a une légère inégalité pupillaire, mais il n'y a ni céphalée ni signe de Kernig ; pas de raie méningitique (au contraire, la ligne tracée par l'ongle pâlit), pas de contracture idio-musculaire.

Du 8 au 10 octobre. — Même état, faciés grippé, nez pincé ; amaigrissement plus profond ; persistance des vomissements porracés et de l'inégalité pupillaire ; de plus photophobie ; toujours couchée en chien de fusil, la malade cache sa tête sous ses couvertures et redoute la lumière ; elle reste inerte et immobile, ne parlant jamais spontanément ; mais sa lucidité demeure parfaite, et lorsqu'on lui adresse la parole elle répond très nettement, mais d'un air contrarié.

11 *octobre.* — L'inégalité pupillaire a disparu ; mydriase, photophobie ; douleur à la pression des globes oculaires, vomissements porracés, toujours abondants. Pour la première fois, la malade se plaint d'avoir mal à la tête. L'asthénie est de plus en plus profonde.

Depuis plusieurs jours déjà, je songeais à la possibilité d'une lésion surrénale, mais je n'avais pas osé faire part de mon idée aux élèves du service. Ce jour-là, en faisant les plus grandes réserves, je me décide à leur faire part de mes soupçons. En effet, contre le diagnostic de méningite, il y a certains arguments importants : absence de céphalée appréciable, de contractures, de raies méningitiques, de signe de Kernig, de contractures idio-musculaire ; les vomissements n'ont pas les caractères habituels de la méningite ; l'attitude en chien de fusil peut s'expliquer par la profonde asthénie, ainsi que la photophobie ; seuls les troubles oculo-moteurs plaident en faveur de la méningite ; l'hypotension artérielle excessive est un signe constant d'insuffisance surrénale ; les douleurs épigastriques ont une signification analogue ; l'ensemble du tableau clinique paraît calqué sur la description du syndrôme aigu que j'ai formulé avec L. Bernard.

12 *octobre.* — Même état ; céphalée persiste ainsi que les autres symptômes ; de plus hyperesthésie cutanée très manifeste.

Rien de nouveau aux poumons.

Du 13 *au* 15. — Asthénie de plus en plus profonde ; de temps en temps le malade pousse des plaintes inarticulées qui rappellent le cri hydrencéphalique. Elle a des frissons et se plaint d'avoir toujours froid. Le soir, le thermomètre marque ces deux jours-là 38° 5. Pouls radial toujours inperceptible. On est frappé ce jour-là de l'odeur cadavérique qui s'échappe de la malade.

16 *octobre.* — Le matin vers 9 heures, elle pousse une plainte légère ; la surveillante se rend auprès d'elle et la voit « changer » profondément : le nez se pince, la face palit, elle cesse de respirer. Elle était morte, sans faire le moindre mouvement, comme si elle s'était endormie subitement. Quelques secondes après la surveillante a remarqué un phénomène qui l'a beaucoup frappée ; les membres du côté gauche, surtout le bras, se sont brusquement cyanosés ; la malade était couchée sur le côté droit. A aucun moment on ne constate la moindre ébauche de mélanodermie.

Autopsie. — *Thorax.* — Autour de la trachée et des bronches, on trouve des ganglions tuberculeux anciens, en partie calcifiés ; l'un d'entre eux doit être sectionné au costotome ; ils sont surtout agglomérés autour de la bronche droite, ce qui explique l'existence des souffles bronchiques constatés au sommet droit.

Cœur : petit, aucune lésion.

Poumon droit. — Deux petits tubercules fibrocaséeux au sommet ; tout autour, induration congestive.

Poumon gauche. — Gros nodule caséeux au centre du lobe supérieur ; granulations jaunes peu abondantes disséminées dans le reste du parenchyme.

Abdomen. — Pas de péritonite, pas d'ascite, pas de lésion des ganglions mésentériques.

Foie : un peu congestionné, pas de tubercules.

Reins : légèrement cyanotiques ; pas de tubercules.

Rate : normale, pas de tubercules.

Organes génitaux : sains.

Capsules surrénales. — *Droite.* — Considérablement augmentée de volume ; forme une masse bilobée, le lobe supérieur enclavé dans la face supérieure du foie, le lobe inférieur adhérent au rein ; chaque lobe a les dimensions d'une petite noix et est constitué par une petite masse caséeuse, uniforme, nullement calcaire ; ces deux masses sont réunies l'une à l'autre par une sorte de rétrécissement, lui même franchement caséeux, mais présentant encore à sa périphérie l'apparence macroscopique du tissu capsulaire.

Gauche. — Moins volumineuse et ayant conservé sa forme normale, allongée transversalement ; elle est cependant très hypertrophiée et bosselée ; sa consistance est très dure. Sur une surface de section, elle apparait infiltrée de noyaux caséeux, agglomérés, ne laissant subsister que quelques ilots glandulaires, profondément altérés ; toute la capsule forme un bloc compact ; il ne subsiste aucune trace de démarcation entre les couches centrales et les couches corticales ; il n'y a pas de cavité centrale cadavérique, pas plus d'ailleurs que dans la capsule droite.

Il n'existe pas de lésions apparentes des ganglions semi-lunaires ni du plexus solaire.

Examen histologique. — Des coupes pratiquées sur les parties où l'examen macroscopique montrait la persistance d'ilots de parencyhme glandulaire ont permis de constater les lésions suivantes : la presque totalité de l'organe est envahi par le développement de la tuberculose ; celle-ci affecte des caractères qui permettent de reconnaitre qu'une poussée aigue a marqué la terminaison d'un processus chronique. En effet, sous un faible grossissement, la coupe transversale de la glande apparait comme une agglomération de modules caséeux, tassés les uns contre les autres, séparé par d'étroites bandelettes infiltrées de leucocytes, et formant dans leur ensemble une masse centrale qui occupe les deux tiers au moins de la coupe ; cette masse centrale est entourée de toutes parts par un anneau lymphocytique qui se confond avec les limites de la capsule. A l'aide d'un fort grossissement, on voit que chacun des nodules caséeux représente une granulation au centre de laquelle se trouve le plus souvent un vaisseau ; à la périphérie du nodule, dans la zone lymphocytique qui l'entoure, on rencontre de ci, de là, quelques cellules géantes ; aux limites extrêmes de cette zone d'infiltration embryonnaire, on aperçoit dans la bande intermédiaire qui sépare ce nodule du nodule voisin, quelques blocs troubles, parfois vitreux, tassés en ilots irréguliers et représentant ce qui reste des cellules de la glande.

Dans l'anneau marginal qui borde la coupe, on trouve, en certains points, des agglomérations lymphocytiques groupées en amas modulaires et montrant bien que la tuberculose est encore en pleine activité.

Sur certaines coupes, au voisinage des parties complètement caséifiées à l'œil nu, on rencontre des tractus fibreux assez denses et quelques nodules caséeux entourés d'une bande scléreuse plus ou moins large.

Ces deux ordres de lésions attestent bien que la tuberculose a évolué progressivement, et qu'une poussée aigue terminale a achevé de détruire les parties de la glande jusque là respectées.

OBSERVATION IV

(De Calmels, citée par E. Sergent *in Presse Médicale*, 1903.)

X..., 32 ans, employé à la ville, entre en décembre 1900 à l'hôpital Bichat, service de M. Roques.

Il est malade depuis huit jours seulement. Il est dans un tel état de prostation, au moment de son entrée, qu'il ne peut donner de renseignements précis. On apprend qu'il était très bien portant ces huit derniers jours, et qu'il n'a jamais eu de maladies sérieuses, mais il était sujet aux bronchites.

Actuellement, il est dans un état de prostration extrême, il ne parle pas, ne peut s'asseoir dans son lit, demeure inerte et comme anéanti.

Facies péritonéal, yeux encavés, nez pincé. De temps en temps il pousse des cris qui lui sont arrachés par des paroxysmes douloureux, très violents, siégeant dans la région épigastrique. Le moindre attouchement en cet endroit réveille la douleur, ce qui rend la palpation presque impossible.

Le ventre est rétracté mais non douloureux, sauf dans cette région. La constipation est absolue ; le malade vomit tout ce qu'il prend.

Pouls extrêmement petit, filiforme, rapide. Auscultation ne révèle aucun signe de lésion cardiaque, et seulement quelques craquements au sommet gauche; dans la même région il existe une zone peu étendue de matité. Il n'y a pas de mélanodermie.

Traitement : bains sinapisés, ingestion de petits morceaux de glace ; injections d'éther et de caféine.

Le lendemain, les vomissements et la constipation persistent ; la prostration est un peu moins grande. Le surlendemain, le malade se couche en chien de fusil ; température 38° ; agitation, délire, marmottement.

On pense à la possibilité d'une méningite cérébro-spinale ; mais il n'y a ni contracture, ni signe de Kernig, ni troubles pupillaires, ni photophobie.

Le ventre est toujours rétracté et les vomissements continus.

Pouls reste petit, filiforme, presque inperceptible.

Le soir, l'agitation du matin a disparu et a fait place à une état d'asthénie voisin du coma et qui se termine par la mort le lendemain matin.

La maladie a duré en tout dix jours.

Autopsie. — Poumon droit sain.

Gauche. — Adhérences pleurales ; sclérose du lobe supérieur avec tubercules discrets en partie fibreux.

Cœur. — Petit, en systole ; ne contenant pas de caillots ; aucune lésion valvulaire ; péricarde sain.

Foie, rate, reins. — Normaux.

Péritoine et tube digestif. — Sains.

Capsules surrénales. — Très augmentées de volume, mesurant environ 4 cm. de haut sur 2 cm. d'épaisseur. De consistance très ferme, elles contiennent plusieurs noyaux bosselés, offrant sur une surface de section l'aspect de marrons cuits ; ces masses tuberculeuses fusionnent entre elles de façon à occuper toute l'étendue de la glande.

En somme les deux capsules sont entièrement

détruites, sauf dans les bandes extrêmement fines qui séparent les noyaux caséeux.

Centres nerveux. — Pas de lésions en foyer ; pas d'altérations macroscopiques ; les méninges, examinées avec le plus grand soin, ne renferment pas le moindre tubercule ; elles sont simplement un peu congestionnées.

OBSERVATION V

Cas de mort rapide dans la Maladie d'Addison

Observation de M. Beltrami citée par Boinet. In *Archives Générales de Médecins*, 1904.

42 ans. Chauffeur à bord du « Memphis », très sobre, ne buvant que de l'eau au dire de son cousin qui commandait le même navire et n'ayant jamais eu ni paludisme, ni syphilis, ni aucune maladie infectieuse. Cependant un de ses frères parait être tuberculeux, car il a des signes pulmonaires qui ne laissent aucun doute. Notre malade est marié, père de 4 enfants, et sa santé a toujours été satisfaisante jusqu'à ce que au retour d'un voyage à Naples, il se sent pris sans causes plausibles d'une grande faiblesse, d'une température très accentuée ; il accusait en outre des troubles

gastriques caractérisés par des vomissements matutinaux qui paraissent d'autant plus surprenants qu'il ne buvait ni vin, ni alcools et qu'il se plaignait de douleurs abdominales localisées surtout aux lombes mais s'irradiant vers l'épigastre. A son débarquement, ces phénomènes s'accentuant et demeurant persistants, il chercha à entrer à l'hôpital et dut faire, pendant 4 jours consécutifs, de longues courses avant d'être admis.

Le 4 novembre il entre dans le service du professeur Olmes. Son état général ne paraissait pas alors très grave ; il put monter à pied trois étages, resta debout toute l'après-midi et s'offrit à aider les infirmiers. Nuit tranquille, sans phénomène morbide ; le matin il se leva et il venait de causer paisiblement avec un de ses voisins lorsqu'il fut pris subitement d'encéphalopathie addisonienne avec agitation extrême et s'élança sur un lit ; on dut le contenir et l'obliger à se recoucher et, comme son délire devenait de plus en plus violent au point qu'il se levait et courait tout nu dans la salle, on le camisola. Cet état d'excitation dura trois heures environ ; il poussait des éclats de voix et des cris, tachait de se redresser sur son lit, et les troubles délirants étaient tels que l'on songea un instant à un de ces accès de delirium tremens, si fréquents à l'hôpital chez les hommes de sa condition. Vers midi l'agitation progressivement fait place à un état de dépression considérable.

Température 37° ; son visage présentait une pigmentation bronzée que fait ressortir la blancheur des draps ; l'haleine est forte et d'une odeur spéciale ; enfin à la face interne des lèvres, des joues et sur les gencives des placards pigmentaires de couleur ardoisée. Ses paupières baissées recouvraient des pupilles en myosis, signe d'intoxication aiguë ; ses massèters étaient contractés en trismus avec une ébauche de rire sardonique, tandis que sa tête décrivait par instants des mouvements de giration. Ses membres supérieurs étaient contracturés et les divers réflexes que l'on rechercha méthodiquement étaient normaux ; le réflexe rotulien présentait seul une légère irritation, mais on ne trouva ni le signe de Babinski ni la trépidation épileptoide. L'état de stupeur du malade empêcha l'examen de sa sensibilité. Dans les urines dont l'émission est involontaire, ni sucre, ni albumine. L'auscultation du poumon décèle une congestion diffuse, généralisée, caractérisée par une pluie de rales crépitants. Le Cœur, dont les battements étaient encore énergiques et réguliers au début du coma, présenta bientôt de l'embryocardie, de la tachycardie paroxystique, puis la tension s'abaissa progressivement, la torpeur et la prostration augmentèrent. L'asphyxie fit des progrès rapides et le malade dont la température ne dépassa à aucun moment la normale, expira à 6 heures du soir dans l'algidité la plus complète.

Autopsie. — Les deux capsules sont blanches,

fibreuses, lobulées, bosselées de consistance cortilagineuse sans aucune trace de fluctuation et présentant à la coupe, au milieu du tissus fibreux très dense, une série de petits foyers caséeux du volume d'un pois environ. Ce tissus fibro-caséeux a totalement remplacé les éléments histologiques normaux de la glande.

Il est intéressant de signaler le tissu fibreux péri-capsulaire qui avait contracté des adhérences avec le tissu voisin... Ce fait anatomique explique l'intensité de la melanodermie au niveau des plaques pigmentaires de la muqueuse de la bouche.

Détail important la tuberculose était uniquement localisée à ces capsules comme dans les cas vraiment typiques de la maladie d'Addison.

Reins et poumons ainsi que les autres organes sont indemnes de tuberculose. Cependant ils sont le siège d'une congestion très intense paraissant être d'origine toxique.

Reins de volume normal, capsule non adhérente pas de trace de néphrite, mais les substances corticale et medullaire sont gorgées de sang.

Foie. — Quelques adhérences anciennes au diaphragme ; de dimensions normales, n'offre pas de cirrhose mais est le siège d'une énorme hyperémie. Bile peu abondante, fluide, couleur de vin de Porto.

Rate. — Consistance habituelle;quelques adhérences avec le tissu péri-capsulaire.

Cœur. — Petit, en systole ; pas d'altération macroscopique.

Deux poumons rouges, vineux, très congestionnés sans adhérences pleurales, sont splénisés dans toute leur étendue ; ils ne laissent pas écouler de sérosité spumeuse à la coupe, ne présentent ni foyer de broncho-pneumonie, ni tubercules anciens ; mais les caractères de congestions dont ils sont le siège sont ceux que l'on observe ordinairement dans les asphyxies d'origine toxique.

Centres nerveux. — Tous les vaisseaux veineux sont d'une turgescence extrême ; à la surface des circonvolutions des deux hémisphères léger exsudat d'aspect gélatineux, et, vers la partie postérieure du lobe occipital, deux sugillations hémorrhagiques assez étendues. La congestion est toute aussi accusée à la base du cerveau que sur le cervelet, mais elle prédomine très notablement sur la région bulbo protubérantielle où l'on voit un lacis d'arborisations veineuses qui convergent entre elles. En aucun point ni tumeur, ni tubercules. Les coupes méthodiques de Pitres et de Brissaud ne montrenêt qu'une congestion vineuse des centres nerveux dont les substances blanches et grise laissent suinter une abondante rosée sanguine.

Toubles Psychiques par Hyperépinéphrie

Le fonctionnement en excès des capsules surrénales ainsi que les injections d'adrénaline ayant une action hypertensive marquée peuvent donner d'après Vaquez, Léon Bernard, Papadia (1), de l'athérome. Pour Sabrazés et Husnot (2) l'hyperépinéphrie est une des causes les plus importantes de la sénilité précoce. Ils ont constaté souvent chez les vieillards et les séniles des surrénales hypertrophiées présentant fréquemment des adénomes enkystés multiples.

Ils ont publié l'observation d'un « dément de 65 ans non syphilitique mais étylique à l'autopsie duquel ils ont trouvé une athéromasie cérébrale considérable. De plus la capsule surrénale gauche avait triplé de volume, et sans avoir atteint des dimensions aussi fortes, la capsule droite était plus grosse que normalement. L'examen histologique démontra l'hyperactivité de ces deux organes au moment de la mort. » (Juquelier).

Sabrazès et Husnot écrivent : « Les hypertrophies adénomateuses des surrénales si fréquentes

(1) Papadia. — *Artério-sclérose par adrénaline.* Riv. di pathol. nervosa e mentale, mars 1906.

(2) Sabrazès et Husnot. — *Hyp. des surr. chez les vieill* Soc. de biologie, novembre 1906.

chez les vieillards, ne peuvent-elles déterminer des lésions de sclérose atteignant, après ses vaisseaux le tissu nerveux lui-même, et devenir ainsi un facteur considérable de l'évolution de la sénilité ? »

Chez un malade de Boinet (1), addisonien typique de 35 ans non tuberculeux (dont nous donnons l'observation) qui dépassa de sa propre autorité les doses prescrites de capsules surrénales, on vit apparaitre des symptômes basedowiens frustes : tremblement menu, bouffées congestives, irritabilité et colères violentes.

L'apparition de ces symptômes basedowiens n'est pas très rare chez des addisoniens et Sainton (2) a parlé dès 1906 de l'association possible de la maladie de Basedow et de la maladie d'Addison.

Moutard-Martin et Malloizel (3) présentèrent à la société médicale des hôpitaux en 1903 un malade de ce genre qui eut des troubles de caractère.

Boinet dans son travail sur l'addisonisme (4) donna une observation d'un malade qui « eut suc-

(1) Boinet. — *Tr. nerveux et tremblements observés chez un Addisonien à la suite de trop fréq. ing. de caps. surrénales.* Soc. de biol., 11 novembre 1899.

(2) Sainton. — *Les tr. psych. dans les alt. des gl. à sécrétion int.* L'Encéphale 1906.

(3) Moutard-Martin et Malloizel. — Bull. soc. méd. hôp., 17 décembre 1903.

(4) Boinet. — *L'Addisonisme.* Arch. génér. de Méd., 1904, nos 37 et 40.

cessivement une variole hémorragique avec endocardite, des troubles mentaux nécessitant un internement, des symptômes de la maladie de Basedow, de l'addisonisme et qui mourut après avoir déliré pendant un mois. »

« En dehors des rapports que le corps thyroïde et les capsules surrénales ont avec le grand sympathique, écrit Juquelier (1), la coexistence de deux syndromes peut encore s'expliquer par les relations fonctionnelles qui existent entre les deux glandes, et si l'on songe que les désordres cérébraux peuvent être la conséquence de l'altération isolée d'un des organes, il est moins surprenant de les voir coïncider avec une double lésion. »

Troubles nerveux et Tremblement observés chez un Addisonnien à la suite de trop fréquentes injections de capsules surrénales de veau.

(Boinet *Société de Biologie*, 11 novembre 1899)

L..., marchand de nouveautés dans le Var, agé de 35 ans, est atteint de maladie d'Addison, depuis six mois lorsqu'il vient nous consulter, en avril 1898. A ce moment le teint est bronzé ; la muqueuse buccale et les gencives présentent de nombreuses plaques noires, pigmentaires, caractéristiques. Le sang, recueilli au niveau de la pulpe de l'index, renferme des grains de pigment noir en assez grande abondance. L'asthénie est profonde, la moindre marche produit rapidement une lassitude extrême et une énorme fatigue avec essoufflement et sueurs profuses. Il n'existe aucun signe de tuberculose pulmonaire. Ce malade n'a pas d'antécédents pathologiques ; il est indemne de syphilis, de paludisme, d'alcoolisme, il ne présente aucun stigmate hystérique, en dehors d'une certaine impressionabilité, il n'a jamais eu de tremblement. Nous lui conseillons soit d'ingérer deux capsules surrénales de mouton, soit de se soumettre, tous les quatre jours, à une injection d'un centimètre cube de liquide capsulaire préparé d'après la méthode de Brown-Séquard. Ce traitement opothérapique est promptement suivi d'une amélioration tellement inespérée,que le malade augmente les doses prescrites, croyant ainsi accélérer sa guérison. Il se fait injecter tous les trois jours, un centimètre cube d'un extrait glycériné, deux fois plus actif, préparé par le docteur Jacquet, de Lyon. Au bout d'un mois et demi, ce malade, assez calme d'habitude, s'agite, se démène gesticule, se met en colère sans motif valable ; il devient nerveux, irritable ; il ne peut rester en place, ressent des tiraillements dans les mollets ; il est couvert de sueurs et se plaint de bouffées de chaleur. Pendant la nuit il ne peut se reposer et se promène sans relache dans la chambre. A la même époque, les deux membres supérieurs, les doigts des mains en particulier, sont pris pour la première fois, d'un tremblement continuel, involontaire, exagéré par les mouvements et, parfois, tellement intense qu'un verre ou une cuillière sont difficilement portés à la bouche.

Pendant le mois de juillet 1898, ce malade fait une cure d'hydrothérapie et suspend toute médication. Les troubles nerveux s'atténuent et le tremblement diminue notablement pour augmenter après une nouvelle série d'injections.

En novembre 1899, l'état général est bon, l'asthénie a presque totalement disparu ; les longues marches et les excursions dans les collines sont possibles, les forces sont revenues, la coloration bronzée du visage a pâli, et les taches pigmentaires de la muqueuse buccale sont moins foncées. Le sang contient une plus faible quantité de pigment noir et la diminution de cette substance a marché parallèlement avec l'amélioration des symptômes présentés par ce malade. Il a reçu, actuellement, 120 injections d'un centimètre cube d'extrait glycériné de capsule. Ce tremblement, qui n'a jamais cessé complètement s'est limité aux doigts des deux mains. Ils sont le siège d'une série ininterrompue d'oscillations petites, menues, peu étendues, sans ampleur, non modifiées par les mouvements volontaires, se renouvelant une centaine de fois par minute, plus accusées à gauche et moins marquées au niveau du médius. Elles offrent simplement l'aspect clinique d'un tremblement à type basedowien. Hâtons-nous de faire remarquer que la triade symptomatique de la maladie de Basedow et que toutes les autres causes du tremblement n'existent pas chez ce malade.

CHAPITRE IV

Anatomie Pathologique

Capsules surrénales

Dans la maladie d'Addison on observe généralement une atteinte des deux glandes. La lésion la plus fréquente est une lésion tuberculeuse surtout scléro-caséeuse et quelquefois l'abcès froid. Les altérations prédominent autour des artérioles. Pour Alezais et Arnaud le début de la lésion peut se faire soit dans la zone corticale soit dans la zone médullaire. Il y a généralement coexistence de lésions nerveuses au niveau des nerfs et des ganglions solaires « emprisonnés dans une masse ganglionnaire caséeuse au niveau de la région cœliaque. »

La rate est souvent hypertrophiée. On a signalé « la tuméfaction des follicules intestinaux et des plaques de Peyer avec pigmentation de ces plaques » (Rathery).

— Chez les vieillards on observe fréquemment

l'hypertrophie des capsules surrénales avec des « adénomes enkystés multiples. »

Centres nerveux. — Klippel a trouvé à l'autopsie d'un malade dont nous donnons l'observation une encéphalite diffuse à lésions subaiguës.

Les lésions des centres nerveux dans la maladie d'Addison produites expérimentalement en 1896 par Ettlinger et Nageotte (1) ont été étudiées par Amabilino en 1899 dans la « Réforma medica ». Il a noté une chromatalyse et déformation des cellules pyramidales.

« Il s'agit de lésions toxiques, car les altérations corticales et médullaires ont coïncidé avec une atteinte très minime des ganglions splanchniques. De telles constatations auraient peut-être été plus fréquentes si, comme le fait remarquer Klippel, les examens histologiques permettant de mettre en évidence les lésions nerveuses centrales dans les autopsies des addisoniens, avaient été plus nombreux. » (Juquelier).

Encéphalopathie Addisonienne

Présentée par KLIPPEL, de la société de Neurologie le 7 décembre 1899.

Un malade addisonien que nous avons observé a présenté pendant quelques mois des attaques violentes de délire, des convulsions épileptiformes et de coma auxquelles il a fini par succomber.

57 ans. — Il présentait à son entrée à l'Hôtel-Dieu les symptômes de la maladie bronzée.

Deux jours avant son entrée il fut pris d'une crise d'excitation cérébrale suivie d'une perte de connaissance qui dura environ 5 minutes.

Deux jours après, une autre dans la rue. C'est alors qu'il est conduit à l'hôpital.

Pendant son séjour il éprouve une vingtaine de crises ainsi caractérisées : c'est presque toujours vers les quatre heures du matin qu'elles se produisent. Habituellement le malade commence par être en proie à un délire qui se traduit par des paroles incohérentes ou par des cris. Dans une de ces dernières crises, c'était de véritables hurlements. Le malade quitte son lit pour parcourir la salle ; tout à coup il est pris d'une sorte de convulsion — au dire de ses voisins — les bras se contractent et se tordent. Cela ne l'empêche pas de continuer à parler à haute voix et à marcher dans la salle. Le veilleur est contraint souvent de le recoucher deux ou trois fois. Enfin le malade perd complètement connaissance à la suite de ces convulsions et demeure dans le coma plus ou moins longtemps.

Jamais l'examen des urines n'a montré d'albuminerie. 4 jours avant sa mort le malade a eu une crise d'une violence extrême qui s'est prolongée de 1 heure à 8 heures du matin.

Le 19 juillet, à la visite du matin, on constate que le malade est plus endormi que les jours ordinaires et, en faisant la contre-visite, l'interne le trouva dans le coma. Une saignée et une injection de sérum furent faits inutilement.

L'expérimentation et la clinique, qui compte déjà un certain nombre de cas analogues, permettent de voir dans ces symptômes une complication liée au processus de la maladie bronzée et d'écarter l'idée d'une coïncidence fortuite.

D'autre part l'autopsie de notre malade a permis, pour la première fois, de constater des lésions encéphaliques indiscutables. Ces lésions sont celles d'une encéphalite diffuse, à marche subaiguë, ainsi caractérisée.

A la vue, œdème cérébral sans autres lésions méningées ; au microscope, les artérioles de la substance grise sont hyperhémiées, avec diapédèse dans les gaines lymphatiques, de cellules rondes, assez abondantes et bien colorées. Quelques leucocytes au niveau des espaces pericellulaires. Cellules cérébrales légèrement tuméfiées avec des noyaux souvent refoulés à la périphérie. Même inflammation vasculaire dans la substance blanche de l'encéphale. Boules de désintégration de la myéline et multiplication des noyaux dans les mêmes régions.

De plus, dans la moelle il existait des lésions diffuses des tubes nerveux. Ceux-ci offraient les modifications que nous avons décrites comme marquant les différents stades d'altération qui aboutissent aux dégénérescences spinales (archives de neurologie 1896) et que nous avons souvent rencontrées dans les cas d'encéphalites.

On observait en particulier, au milieu des gaines à la myéline tuméfiée, des mas granuleux provenant de la désintégration du cylindre-axe et colorés par les réactifs. Sur d'autres tubes plus rares, la lésion, moins avancée se réduisait au contournement ou au gonflement du cylindre-axe et à la tuméfaction de la myéline.

Ces lésions, très diffuses, prédominaient seulement dans les cordons postérieurs et latéraux.

Notons encore, mais sans y insister, que l'autopsie a démontré une *tuberculose pulmonaire* à forme fibreuse et une caséification des capsules surrénales. Nous devons nous attacher maintenant à rechercher les relations qui peuvent exister entre les symptômes et les lésions que nous venons de signaler. Tous les malades qui ont présenté les mêmes signes d'encéphalopathie avaient-ils les mêmes lésions d'encéphalite ? Il est impossible d'être fixé sur ce point par la raison que les centres nerveux (cerveau, cervelet) n'ont pas été examinés par les auteurs qui ont fait mention de l'épilepsie et du coma au cours de la maladie d'Addison.

Mais ce qui pour nous est certain, c'est l'action de l'auto-intoxication addisonienne sur les différents centres encéphaliques, et tout particulièrement sur le cervelet, étant donnée la fréquence de l'asthénie. L'encéphalite que nous décrivons peut être considérée comme le degré le plus accusé de cette action du poison addisonien.

L'encéphalopathie déjà révélée dans les cas habituels par l'asthénie neuro-musculaire (cervelet et muscles), par la difficulté ou l'impuissance à tout travail intellectuel, par l'état de dépression psychique, pourrait s'accompagner d'encéphalite et d'œdème cérébral, et cela surtout dans les cas où se rencontrent des accidents cérébraux plus graves, comme ceux que nous signalons chez notre malade. Enfin, il est encore possible que l'intoxication addisonienne prépare le terrain à une infection cérébrale secondaire, tout comme l'alcool, la syphilis, le surmenage le font pour l'infection secondaire chronique dont relève, selon nous, la paralysie générale.

En résumé, il existe dans la maladie d'Addison une participation de l'encéphale et particulièrement du cervelet, une encéphalopathie révélée par des symptômes plus ou moins nombreux et plus ou moins accusés : asthénie cérébrello-musculaire, dépression psychique, conscience d'impuissance physique et morale ; parfois délire, convulsion, coma.

Au point de vue anatomique l'encéphalopathie peut être caractérisée par une encéphalite diffuse à lésions subaigues. »

Voici, dans la « *Reforma Medica* » du 17 avril 1899 le compte-rendu d'une autopsie d'un « caso di morbo de Addison con lesioni dei centri nervosi par Amabilino.

Dégénération fibro-caséeuse des capsules surrénales. Peu de lésions des ganglions splonchniques à peine quelques cellules déformées. Moelle sclérosée à un certain degré dans les cordons postérieurs et latéraux ; les fibres étaient raréfiées et beaucoup de celles qui persistent ont leur gaine de myeline amincie ; hyperplasie du tissu connectif. Dans les cornes, on voit à côté des cellules normales, des éléments à grains chromatophiles fragmentés, d'autres à grains rassemblés en un point de la périphérie, d'autres à coloration homogène, d'autres déformés et rétractées. Dans l'écorce chromatolyse très marquée avec déformation des grandes et petites cellules pyramidales. Un certain degré de chromatolyse dans les cellules de Purkinge...

CHAPITRE V

Traitement

Dans les cas de troubles psychiques dus à l'insuffisance surrénale le traitement sera avant tout un traitement opothérapique.

D'après Béclère l'opothérapie surrénale provoquerait une hypertrophie compensatrice des parties encore saines des capsules « d'où suractivité fonctionnelle et rétablissement de la double fonction antitoxique et hypertensive ».

Le mode d'emploi de cette méthode a été réglé par Lœper et Oppenheim qui rejettent l'emploi de l'adrénaline.

Il faut commencer la médication par voie gastrique et ne recourir aux injections qu'après échec de cette voie.

Voie gastrique. — « On commencera toujours par des doses faibles ; on préfèrera l'ingestion de glande fraiche à celle de poudre desséchée ou d'extrait. On donnera d'abord une demi, puis une capsule de mouton (la capsule de mouton pèse 2 gr. 50 à 3 grammes) ou un poids équivalent de capsule de veau. Les doses seront élevées progressivement suivant le résultat du traitement. Si l'on donne des poudres desséchées on emploiera des doses six fois moins élevées (soit 20 à 40 centigrammes) ». (Rathery).

Injections. — « On se servira de preférence des extraits hydro-glycérinés de capsules de mouton à la dose de 1 à 5 cc. Cet extrait se prépare en faisant macérer pendant 24 heures un poids donné de glande dans trois fois son poids de glycérine officinale préalablement chauffée à 140° et en ajoutant une quantité égale d'eau bouillie stérilisée contenant 25 grammes de chlorure de sodium par litre. Il sera toujours prudent de diluer la dose d'extrait hydroglycériné dans une assez forte quantité de sérum artificiel par exemple 10 ou 20 centimètres cubes pour 1 centimètre cube d'extrait. » (Rathery).

Il faut suivre le traitement pendant très longtemps. Béclère a obtenu une guérison après un traitement qui dura quatre mois et demi.

Les résultats de ce traitement sont très variables. C'est surtout l'asthénie qu'il améliore.

Vernesco (1) constata cette amélioration chez un garçon de 16 ans, addisonien fruste sans pig-

(1) Vernesco. — *Un cas de syndr. d'addison fruste.* traité par l'opothérapie surrénale. Spitalul 15-16.

mentation mais présentant une apathie extrême.

L'opothérapie surrénale a été appliquée non seulement aux psychoses addisonienes mais encore à des formes mentales diverses. Bruce (1) avait déjà essayé le traitement des aliénés par l'opothérapie surrénale, mais sans résultat.

En 1901, Dawson obtint des améliorations de certains états maniaques. « Pour lui, écrit Juquelier, les indications du suc surrénal s'adressent surtout à la manie de date récente et de façon générale aux états d'excitation à hypotension ; il faut eviter son emploi dans les états de mélancolie avec stupeur marquée. La contradiction qui semble exister entre cette conclusion et celle qu'on est tenté de tirer des succès obtenus par Dufour et Rogues de Jursac n'est sans doute qu'apparente : elle avertit tout au plus qu'il faut limiter l'emploi de l'extrait surrénal aux états dépressifs d'origine vasculaire. »

D'ailleurs le traitement opothérapique n'est pas sans danger. Nous avons cité l'observation de Boinet où chez un homme de 35 ans qui « dépassa de sa propre autorité les doses prescrites » on observa « des troubles du caractère (irritabilité) des bouffées congestives et du tremblement analogue à celui des basedowiens. »

Lœper et Crouzon ont publié à la Société Anatomique du 18 décembre 1903 l'autopsie d'un ad-

(1) Bruce. — *Bristide méd., journal*, 26 sept. 1896.

disonien traité par l'adrénaline et qui présentait des lésions d'aortite aigue qu'ils considèrent comme pouvant avoir été créées ou du moins favorisées par l'opothérapie surrénale.

CONCLUSIONS

1° Les capsules surrénales sont indispensables à l'organisme puisque leur extirpation entraîne la mort si on ne prend pas soin de greffer une capsule sur une partie quelconque de l'individu (Brown-Séquard).

2° Leurs lésions entrainent des lésions cérébrales caractérisées par la chromatolyse et la déformation des cellules pyramidales et, à la suite de ces lésions, des troubles psychiques.

3° Il existe des troubles physiques dus à l'hypoépinéphrie et des troubles psychiques dus à l'hyperépinéphrie.

4° Les troubles psychiques dus à l'hypoépinéphrie sont : soit un délire généralement terminal, de courte durée, soit un état mélancolique qui tient à l'asthénie profonde du sujet, soit des troubles psychiques divers à forme pseudo-méningitique, etc., tous d'origine toxique.

5° Les troubles psychiques dus à l'hyperépinéphrie sont moins connus. On attribue au fonctionnement exagéré des capsules surrénales une action sur la sénilité physique et psychique précoce.

6° Le traitement qui a donné certains succès doit être dirigé avec prudence, car l'opothérapie surrénale non surveillée peut déterminer des nausées, des vertiges, du tremblement ou causer de l'aortite aigue.

BIBLIOGRAPHIE

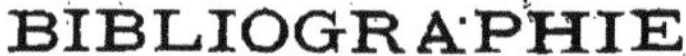

Gilbert BALLET. — *Traité de Pathologie mentale.*

RÉGIS. — *Précis de Psychiatrie*

ABELOUS, CHARRIN et LANGLOIS. — *La fatigue musculaire chez les addisoniens.* Arch. de phys. 1892,

L. BERNARD. — *Les syndrômes surrénaux.* Presse médicale, 6 décembre 1905.

OPPENHEIM. — *Les fonctions antitoxiques des capsules surrénales.* Baillère 1902.

SERGENT et BERNARD. — *L'Insuffisance surrénale.* Encycl. Léante 1903.

ETTLINGER et NAGEOTTE. — *Lésions des cellules du système nerveux central dans l'intox. addis. expérim.* Soc. de biol., 28 novembre 1896.

P. SAINTON. — *Les troubles psychiq. dans les altérat. des glandes à sécrétion interne.* L'Encéphale 1906.

JUQUELIER. — *Troubles mentaux et syndrôme surrénal.* Revue de psychiatrie, janvier 1907.

BOINET. — *L'addisonnisme.* Arch. gén. de Méd. 1904, nos 37 et 40.

CHAUFFARD. — *L'intoxication addisonienne.* Semaine méd. 1894 no 10.

DUFOUR et ROGNES DE FURSAC. — *Mélancolie et capsules surrénales.* Revue neurol. 1900.

Congrès de Dijon, 1908. — Rapport de LAIGNEL-LAVASTINE.

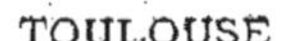

TOULOUSE

Ch. DIRION, Libraire-Éditeur

22, rue de Metz et rue des Marchands, 33

—

1908

www.ingramcontent.com/pod-product-compliance
Ingram Content Group UK Ltd.
Pitfield, Milton Keynes, MK11 3LW, UK
UKHW020411230726
13925UKWH00004B/1358